CHAMBRE DE COMMERCE DE PARIS.

ENQUÊTE

sur

L'INDUSTRIE

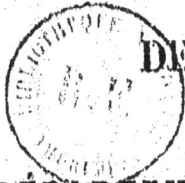

DE PARIS

et

DU DÉPARTEMENT DE LA SEINE.

Instruction générale.

OCTOBRE 1848.

ENQUÊTE

sur

L'INDUSTRIE

DE PARIS

et

DU DÉPARTEMENT DE LA SEINE,

Instruction générale.

Faire connaître l'état de l'industrie parisienne dans un temps normal de prospérité et dans un temps exceptionnel de crise, comparer les deux situations, en tirer des conséquences profitables pour l'avenir, et s'éclairer sur les moyens de prévenir ou d'atténuer les souffrances de l'industrie parisienne : tel est le but de l'enquête ordonnée par la Chambre de commerce, pour satisfaire à l'un de ses Statuts organiques et aux vœux de l'Assemblée nationale.

Poser des chiffres incontestables, donner une base certaine aux raisonnements, ne plus permettre à personne de s'égarer et d'égarer les autres, en prenant pour réels des chiffres faux ou incomplets ;

voilà la conséquence naturelle du recensement qui s'exécute en ce moment sur toute la surface de Paris.

Ce grand travail, qui embrasse et les patrons et les ouvriers, et le chiffre de la production et celui des salaires, s'organise depuis le 1er juillet dernier.

La base de son organisation est la division de la ville de Paris en ces 380 petites portions qui forment autant de territoires de compagnies de garde nationale.

Chaque compagnie est considérée comme une petite ville : le recensement en est fait avec soin ; les résultats obtenus sont classés à part, puis joints à ceux des compagnies voisines, réunis en bataillons, résumés en arrondissement.

Il est rare de ne pas trouver, dans la circonscription de chaque compagnie, quelques personnes qui se fassent un devoir d'exécuter un travail d'intérêt public. Les gardes nationaux auxquels on a fait appel, non comme gardes nationaux mais comme citoyens, se sont empressés d'offrir leur concours, et si, dans l'avenir, tous montrent un zèle égal, on peut espérer, grâce à leur coopération intelligente, de voir l'enquête se terminer d'ici à quelques mois.

La précision dans les renseignements à obtenir et l'unité dans le plan d'exécution, sont indispensables pour que la réunion de ces enquêtes partielles présente un coup d'œil uniforme, et s'offre d'une manière claire et simple à l'appréciation de ceux qui devront tirer de ce travail des conséquences générales.

Il est donc d'une nécessité absolue que tous les Commissaires adoptent la même marche et se conforment exactement à l'instruction générale que nous avons tracée.

Les minuties peuvent souvent rebuter, les idées et les réflexions générales ont plus d'attrait ; mais nous espérons que tout le monde comprendra qu'il faut aborder les détails avant d'arriver à l'ensemble, et spécialiser avant de généraliser.

I.

Doit être recensée toute personne,

1° Qui fabrique ou fait fabriquer pour son compte ;

2° Qui fabrique à façon, — lorsqu'elle travaille pour clientèle bourgeoise ou pour plusieurs maisons ; — lorsqu'elle emploie un ou plusieurs ouvriers ;

3° Qui travaille tantôt pour son compte et tantôt à façon.

II.

En conséquence, on s'abstiendra de recenser :

Les négociants, les commissionnaires et les marchands ;

Les entrepreneurs de roulage, de déménagement et de voitures publiques ;

Les restaurateurs, les limonadiers, les marchands de vin, les fruitiers et les charbonniers ;

Les jardiniers, les nourrisseurs de bestiaux, etc. ;

Les employés, les hommes de peine, les frotteurs et les porteurs d'eau ;

Les artistes peintres et sculpteurs.

III.

On recensera, néanmoins,

1° Les dessinateurs de fabrique, les lithographes et les graveurs sur bois et métaux ;

Les peintres en bâtiment, de lettres, d'attributs et d'enseignes, ainsi que ceux pour décors d'appartement et de théâtre ;

Les coloristes et les enlumineuses ;

Les sculpteurs ornemanistes, les modeleurs ou fabricants de statuettes, serre-papiers, vases d'ornement, etc. ;

Les graveurs de camées sur pierre dure, coquille ou émail ;

2° Les constructeurs de daguerréotypes, les planeurs de plaques ;

Les portraitistes au daguerréotype ;

Les artistes et fabricants en galvanoplastique ;

3° Les boulangers et les pâtissiers ;

4° Tous les bouchers et charcutiers, même ceux qui ne font pas abattre (cette circonstance sera mentionnée) ;

5° Les entrepreneurs de pavage, et de construction de trottoirs en asphalte, dalles, etc. ;

6° Les chefs d'établissements de bains, lorsque des lingères, des blanchisseuses, des ouvriers serruriers, zingueurs, etc., y sont attachés ;

Les entrepreneurs de voitures publiques qui ont atelier pour la réparation et l'entretien de leurs voitures ;

Les marchands de bois à brûler ou à œuvrer, quand ils occupent dans leurs chantiers des ouvriers à scier, débiter ou travailler les bois ;

Les perruquiers coiffeurs, s'ils font des tours, toupets et tresses postiches, des ouvrages en cheveux, etc. ;

Les épiciers, s'ils fabriquent du chocolat, des confitures, du cirage ou des liqueurs ;

Les laitiers-crémiers, s'ils font des fromages ;

Les fripiers, lorsqu'ils remettent les vêtements à neuf ;

(Dans les cinq cas ci-dessus, on ne fera naturellement figurer sur le bulletin que la valeur de production et le nombre d'ouvriers relatifs au travail industriel.)

7° Les couturières, les lingères et les modistes ;

Les blanchisseuses et les repasseuses de linge ;

Les épeulisseuses de tissus de laine, les découpeuses, les fran-

geuses, les repriseuses sur draps de billard et sur tissus, les dente-
lières, les raccommodeuses de tulle et d'étoffes;

8° Dans les garnis où ils logent, les cordonniers, chaudronniers,
étameurs, remouleurs et vitriers ambulants;

9° Les maîtres peigneurs, tisseurs, teinturiers et plieurs, les tail-
leurs appiéceurs, les cambreurs et les drayeurs, les façonniers pas-
sementiers, fleuristes, etc., et, en général, tous les entrepreneurs
d'industrie, marchandeurs ou tâcherons, grands et petits, qui font
travailler à façon. (On inscrira, au milieu du bulletin, les noms et
adresses des maisons par lesquelles ils sont occupés habituellement.)

IV.

En toute circonstance, il ne faut recueillir auprès des chefs d'industrie de renseignements que sur ceux de leurs établissements
situés à Paris ou dans le département de la Seine.

V.

Chaque bulletin est consacré à un seul industriel. — Sa profession doit être indiquée sur la première ligne, son domicile sur la
deuxième, et son nom sur l'une des trois lignes suivantes, selon
l'importance de ses affaires.

On ne considérera comme *fabricants en chambre* que ceux qui
travaillent soit seuls, soit avec un ouvrier.

VI.

Lorsque, par la nature complexe de sa production, une personne
peut être considérée comme exerçant deux ou plusieurs industries,
on fera d'abord un bulletin comprenant l'ensemble de ses affaires,
puis l'on recueillera, sur des bulletins spéciaux, les faits applicables
à chacune des branches distinctes de la fabrication.

VII.

En indiquant la profession, on aura soin de distinguer les fabricants pour clientèle bourgeoise de ceux pour la confection, les chefs
d'industrie des façonniers, les ouvriers et ouvrières en chambre
tout à fait indépendants de ceux et de celles qui sont employés à
façon pendant une partie de l'année.

On distinguera également les ébénistes fabricants de meubles
des ébénistes fabricants de fauteuils et chaises, les fondeurs, ciseleurs
et monteurs de métaux des fabricants de bronzes, les teinturiers-
dégraisseurs des teinturiers de fils et tissus, etc.

On mentionnera toujours en tête du bulletin, lorsqu'il s'agira
d'un tailleur, d'un cordonnier ou d'une lingère,

S'il travaille pour clientèle bourgeoise,

S'il est appiéceur ou façonnier,

S'il est confectionneur, c'est-à-dire s'il fabrique pour commissionnaires ou marchands (1).

VIII.

A la suite du mot *profession*, on inscrit la profession générale
du recensé; à la *nature de la fabrication*, on indique, au contraire,
sa spécialité, en faisant connaître les objets qu'il fabrique habituellement.

IX.

L'enquête ayant pour but de constater l'état normal de l'industrie
parisienne, on comprend qu'il faille s'informer, non pas du chiffre

---

(1) Les confectionneurs sont, en général, ceux chez lesquels les particuliers achètent des
vêtements qui n'ont pas été faits sur leur mesure.

actuel des affaires et de la population ouvrière, mais de celui de 1847, et de préférence de 1846, si cette année est regardée par le recensé comme offrant une moyenne plus vraie.

Autant que possible, on doit donner des moyennes et des chiffres uniques.

X.

Le chiffre à inscrire doit représenter,

Pour un fabricant,

La somme totale de ses affaires, — non pas seulement la valeur ajoutée par son industrie aux diverses marchandises reçues par lui, mais aussi la valeur de celles-ci—(Ainsi, pour nous, la valeur de la production d'un raffineur comprend à la fois la valeur du sucre brut et la plus-value que lui donne le raffinage.);

Pour un entrepreneur à façon,

Le montant des façons exécutées par lui ou ses ouvriers. Les marchandises ne lui appartiennent pas et ne lui sont confiées que pendant le temps nécessaire à leur ouvraison; il ne faut jamais tenir compte de leur valeur.

XI.

Lorsqu'une personne refusera d'indiquer la valeur moyenne de sa production, le Commissaire devra se renseigner auprès des voisins et des confrères de ce fabricant; selon leurs dires et son impression personnelle, il inscrira la somme qu'il jugera la plus probable, en la faisant précéder des mots *estimé à*.

Toutes les fois qu'une déclaration paraîtra inexacte, il faudra la modifier également d'après les renseignements recueillis dans le quartier : mention de cette modification sera faite sur le bulletin.

XII.

La population laborieuse, sédentaire ou mobile, doit être proportionnelle à l'importance de la production, c'est-à-dire que, si le chiffre d'affaires est applicable à 1840, il est essentiel de s'enquérir du nombre d'hommes, femmes, enfants, employés dans cette même année.

Par population mobile, nous entendons parler des ouvriers des départements ou de l'étranger, de passage à Paris, ou qui y viennent chercher de l'ouvrage à certaines époques, et qui, en tous cas, n'y ont pas leur domicile habituel ; tels sont les ébénistes allemands, les maçons limousins, les cordonniers lorrains, les ouvriers des départements *faisant leur tour de France*, etc.

XIII.

Après avoir inscrit le nombre des ouvriers, on indiquera s'ils travaillent chez le patron, en ville ou chez eux ; nous recommandons d'adopter les désignations suivantes : *à l'atelier,*—*en ville,*—*au dehors.*

On aura soin de faire connaître le nombre des ouvriers de différentes professions employés par le recensé. — Exemple : Sur un bulletin de carrossier, *tant d'ouvriers forgerons, charrons, peintres et selliers.*

XIV.

Jamais un fabricant, quand même il travaillerait avec et comme ses ouvriers, ne doit être compris dans le nombre de ceux-ci.

S'il est seul, on aura soin d'indiquer par des zéros qu'il n'emploie ni hommes ni femmes.

Enfin un industriel peut occuper à la fois des ouvriers et des entrepreneurs ; ces derniers exécutent à façon certaines parties de la fabrication du patron : il est essentiel de ne pas confondre les uns avec les autres, et, pour cela, on mettra — *tant d'ouvriers* (1) (à l'atelier ou au dehors), *plus tant d'entrepreneurs*, — en faisant suivre, autant que possible, le nombre de ceux-ci de leurs noms et adresses.

XV.

Le nombre des apprentis, avec ou sans contrat, doit être d'abord posé en regard des catégories auxquelles ils appartiennent par leur âge, puis reporté à la ligne qui leur est consacrée.

Il faut mentionner en même temps, très-succinctement, la durée et les conditions de l'apprentissage.

XVI.

La question, *Nombre des ouvriers non conservés par le fabricant durant les mois de mars, avril, mai et juin* 1848, est assez précise pour n'avoir pas besoin d'explication. Elle offre un moyen d'apprécier l'étendue de la crise qui a frappé l'industrie parisienne à la suite de la Révolution.

XVII.

Le salaire journalier des ouvriers sera relevé sur une année moyenne, 1846 ou 1847 de préférence ; on inscrira les deux limites, par exemple, de 3 à 5 fr., au lieu de mettre simplement la moyenne 4 fr.

On mentionnera s'ils sont payés à la tâche ou à la journée.

Si, par le fait de la Révolution de février, le salaire a été élevé

---

(1) Il ne faut pas comprendre parmi les ouvriers d'un fabricant ceux qui travaillent pour plusieurs maisons ; on doit les mentionner à part, car ils sont eux-mêmes recensés, comme il a été dit plus haut page 5, § 1er.

ou diminué, on constatera cette différence et la cause qui l'a produite.

Quand plusieurs catégories d'ouvriers figureront sur le bulletin, il sera essentiel de s'informer du salaire de chacune d'elles.

XVIII.

Nous demandons non pas la durée du chômage, c'est-à-dire du temps durant lequel tout travail est suspendu, mais les époques, à peu près fixes dans chaque industrie, où la fabrication se ralentit, ainsi que la durée de cette morte saison, pendant laquelle tantôt on fait de l'avance et tantôt on occupe les ouvriers à une autre fabrication.

XIX.

On ne doit s'enquérir que du nombre des ouvriers assistés *en temps ordinaire* par les bureaux de bienfaisance ou par les fondations charitables. On n'y comprendra pas ceux qui ont été secourus depuis la Révolution, et ceux qui ont fait partie des Ateliers nationaux.

XX.

La Commission de la Chambre a décidé la suppression de la question relative au chiffre des *capitaux fixe et circulant* employés dans la production ; c'est néanmoins un renseignement qu'elle recevra toujours avec intérêt.

XXI.

Débouchés. — Indiquer 1° la destination des produits, — Paris, les Départements, l'Angleterre, etc. ; 2° L'intermédiaire qui les reçoit, — Commissionnaires, marchands en détail, etc.

XXII.

Pour répondre à la question : *Habitudes et conditions générales de l'existence des ouvriers,* on doit demander,

S'ils logent dans leurs meubles ou en garni ;

S'ils savent lire et écrire ;

S'ils sont économes ou dépensiers, rangés ou dissipés, tranquilles ou turbulents, laborieux ou fainéants,

S'ils ne travaillent que 3, 4 ou 5 jours par semaine, et si ce chômage volontaire est habituel.

XXIII.

On indiquera, au milieu du bulletin, le nombre et la force des machines à vapeur et hydrauliques, et, sur la ligne spéciale, le nombre des machines, mécaniques et métiers de toute nature en activité, en temps ordinaire, dans les ateliers.

XXIV.

Au dos du bulletin, ou mieux sur une feuille séparée, seront consignés les observations, les réclamations et les vœux des industriels recensés.

Il est non moins important de recueillir les prix courants des produits, les tarifs convenus entre les patrons et les ouvriers pour le règlement du travail à façon, les statuts des associations, des sociétés de secours mutuels, de prévoyance et de retraite.

Enfin, la Commission accueillera avec reconnaissance les notes que les patrons et les ouvriers lui adresseront sur leur fabrication, et tous les renseignements qui pourront, précédant ou suivant les chiffres, servir à donner des idées exactes et générales sur la nature et les conditions de prospérité ou de décadence de chaque industrie.

XXV.

Par exception,

Le recensement des filateurs, des fabricants de bonneterie et de passementerie en soie, laine ou coton, d'étoffes diverses en fil, coton, laine, soie ou cachemire, est confié à des délégués spéciaux.

Les Commissaires n'auront donc, lorsqu'ils se présenteront chez un des industriels ci-dessus, qu'à inscrire sur un bulletin sa profession, son domicile et son nom.

L'exception ne s'applique point aux fabricants de passementerie fine (or et argent), aux laveurs, trieurs et peigneurs de laine, aux liseurs de dessins, aux imprimeurs sur étoffes, aux frangeuses de châles, aux gaufreurs et apprêteurs.

Les délégués chargés de l'enquête sur l'industrie textile ont principalement à demander :

AUX FILATEURS,	AUX FABRICANTS,
La nature et la force des moteurs;	
Le nombre et la nature des métiers;	
Le nombre total de broches;	Les noms, longueurs, largeurs, poids (à la pièce), qualités et prix (au mètre) des tissus ;
Les numéros, le mode de titrage et le prix au kilogramme des fils ;	
La nature de leur matière première;	La nature de la chaîne et de la trame;
La quantité et la valeur des fils fabriqués annuellement ;	La quantité et la valeur des tissus fabriqués annuellement ;
Le nombre et le salaire des ouvriers des différentes catégories (batteurs, ploqueurs, fileurs, rattacheurs, dévideuses, etc.).	Le nombre et le salaire des ourdisseuses, tisseurs, lanceurs, tramouses, etc.

XXVI.

Les théâtres sont également l'objet d'une enquête spéciale et complexe ; les Commissaires s'abstiendront, en conséquence, de recueillir des renseignements sur les ateliers de confection de costumes, de machinerie, peinture, menuiserie, etc., que les théâtres renferment.

— • —

Telles sont les instructions générales que les Commissaires doivent suivre dans l'exécution du travail.

Bien qu'elles soient aussi complètes que possible, nous avons cru utile d'y joindre 4 bulletins fictifs, destinés à servir de modèles pour chacune des catégories d'industriels à recenser ; — 1° le fabricant, 2° l'entrepreneur pour son compte, 3° l'entrepreneur pour le compte d'autrui ou façonnier, et 4° le travailleur pour clientèle bourgeoise.

Modèle de bulletin. — 1. Fabricant.

Profession..........................		*Fleuriste.*
Domicile............................		*Rue Saint-Denis,* n° ....
Noms du recensé.	S'il est chef de grand éta-blissement.	*Pierre* .....
	S'il est chef d'atelier ou de boutique.....................	.
	S'il est fabricant en chambre.	.
Nature de la fabrication.............		*Fleurs artificielles pour parures de bal.*
Importance de la production,	en quantité................	12,500 *parures.*
	en valeur.................	33,000 *fr.*
Population ouvrière — sédentaire, c'est-à-dire résidant constamment à Paris.	Hommes................	1 *à l'atelier.*
	Femmes................	20 *id.* plus 1 *entrepreneuse,* Mme *L....,* rue *Saint-Sauveur,* n° ...
	Garçons... — de 6 à 12 ans.	.
	— de 12 à 16 d°.	.
	Filles.... — de 6 à 12 d°.	5 *à l'atelier.*
	— de 12 à 16 d°.	5 *id.*
mobile, c'est-à-dire résidant momentanément à Paris.	Hommes................	.
	Femmes................	.
	Garçons... — de 6 à 12 ans.	.
	— de 12 à 16 d°.	.
	Filles.... — de 6 à 12 d°.	.
	— de 12 à 16 d°.	.
Nombre des apprentis compris déjà dans les chif-fres précédents....................		10. — (*Durée de l'apprentissage* (1) : 4 *ans ;* (*Conditions*) : *Nourries et logées.*
des ouvriers non conservés par le fabri-cant durant les mois de mars, avril, mai et juin 1818.................		18
Salaire journalier des ouvriers,	Hommes................	3 *fr. à la journée.*
	Femmes................	1 *fr.* 50 *c. à la pièce.*
	Enfants... — de 6 à 12 ans.	0
	— de 12 à 16 d°.	0
Durée de la morte-saison..............		4 *mois : décembre, janvier, juin, juillet.*
Nombre des ouvriers secourus par les bu-reaux de bienfaisance ou les fondations charitables.....................		0
Nombre des machines ou métiers en activité en temps ordinaire dans l'atelier ou au dehors.		.
Débouchés des produits................		1/3 *pour Paris,* 2/3 *pour Londres ; magasins et commissionnaires.*
Habitudes et conditions générales de l'exis-tence des ouvriers.................		*Toutes dans leurs meubles ; —* 18 *savent lire et écrire, les autres ne le savent pas ; — rangées ; — économes ; — malheureuses.*

(1) Ce qui est entre parenthèses peut être supprimé sur le bulletin.

Modèle de bulletin.— 2. Entrepreneur pour son compte.

Profession........................			Entrepreneur de maçonnerie.
Domicile..........................			Rue du Faubourg-Saint-Martin, n° .....
Nom du recensé.	S'il est chef de grand établissement.................		George. ......
	S'il est chef d'atelier ou de boutique.................		
	S'il est fabricant en chambre.		
Nature de la fabrication...............			Maçonnerie pour le bâtiment.
Importance de la production,	en quantité............		
	en valeur.............		120,000 francs.
Population ouvrière — sédentaire, c'est-à-dire résidant constamment à Paris.	Hommes.............		10 en ville. — 4 maçons, 4 aides, 2 tailleurs de pierre.
	Femmes.............		
	Garçons...	de 6 à 12 ans.	
		de 12 à 16 d°.	
	Filles...	de 6 à 12 d°.	
		de 12 à 16 d°.	
Population ouvrière — mobile, c'est-à-dire résidant momentanément à Paris.	Hommes.............		34 Limousins, en ville. — 16 maçons, 16 aides.
	Femmes.............		
	Garçons...	de 6 à 12 ans.	4
		de 12 à 16 d°.	
	Filles...	de 6 à 12 d°.	
		de 12 à 16 d°.	
Nombre	des apprentis compris déjà dans les chiffres précédents................		0
	des ouvriers non conservés par le fabricant durant les mois de mars, avril, mai et juin 1848........		25
Salaire journalier des ouvriers.	Hommes.............		Tailleurs de pierre, 4 fr. 50 c. ; maçons, 4 fr. 25 c. ; aides, 2 fr. 50 c. ; tous à la journée.
	Femmes.............		
	Enfants...	de 6 à 12 ans.	
		de 12 à 16 d°.	
Durée de la morte-saison..............			3 mois 1/2 : décembre, janvier, février et mi-mars.
Nombre des ouvriers secourus par les bureaux de bienfaisance ou les fondations charitables....................			0
Nombre des machines ou métiers en activité en temps ordinaire dans l'atelier ou au dehors.			
Débouchés des produits..............			Paris.
Habitudes et conditions générales de l'existence des ouvriers..............			18 en garni, les autres dans leurs meubles. — Tous, 6 exceptés, savent lire et écrire ; — aisés ; — laborieux ; — tranquilles.

Modèle de bulletin. — 3. Sous-entrepreneur ou façonnier.

Profession			*Lingère à façon pour la confection.*
Domicile			*Rue du Faubourg du Temple, n° ....*
Nom du recensé.	S'il est chef du grand établissement		
	S'il est chef d'atelier ou de boutique		*Mᵐᵉ Jacques....*
	S'il est fabricant en chambre		
Nature de la fabrication			*Confection de cols, bonnets, guimpes, et, en général, lingerie fine pour dames.*
Importance de la production,	en quantité		
	en valeur		*3,200 fr.*
Population ouvrière	sédentaire, c'est-à-dire résidant constamment à Paris.	Hommes	
		Femmes	*7 (4 à l'atelier, 3 au dehors).*
		Garçons, de 6 à 12 ans.	
		de 12 à 16 d°.	
		Filles, de 6 à 12 d°.	
		de 12 à 16 d°.	*1 à l'atelier.*
	mobile, c'est-à-dire résidant momentanément à Paris.	Hommes	
		Femmes	
		Garçons, de 6 à 12 ans.	
		de 12 à 16 d°.	
		Filles, de 6 à 12 d°.	
		de 12 à 16 d°.	
Nombre	des apprentis compris déjà dans les chiffres précédents		*1——2 ans, ni nourrie, ni logée.*
	des ouvriers non conservés par le fabricant durant les mois de mars, avril, mai et juin 1848		*2*
Salaire journalier des ouvriers.	Hommes		
	Femmes		*1 fr. 75 c. à la pièce.*
	Enfants, de 6 à 12 ans.		
	de 12 à 16 d°.		*0*
Durée de la morte-saison			*5 mois : décembre et janvier; de juin à août.*
Nombre des ouvriers secourus par les bureaux de bienfaisance ou les fondations charitables			*1*
Nombre des machines ou métiers en activité en temps ordinaire dans l'atelier ou au dehors.			
Débouchés des produits			*Paris, magasins de vente en détail.*
Habitudes et conditions générales de l'existence des ouvriers			*Dans leurs meubles; — savent lire et écrire; — peu aisées, — laborieuses; — dissipées.*

Travaille pour les maisons B...rue Montmartre, n°.... N....boul. du Temple, n°....

Bulletin. — 4. Petit fabricant pour clientèle bourgeoise.

Profession...............................		Cordonnier pour clientèle bourgeois.
Domicile................................		Rue Beau... ré, nº.....
Nom du recensé.	S'il est chef de grand établissement...................	'
	S'il est chef d'atelier ou de boutique.................	
	S'il est fabricant en chambre.	*Louis.* .....
Nature de la fabrication................		Chaussures pour homme.
Importance de la production,	en quantité................	'
	en valeur...................	2,200 fr.
Population ouvrière — sédentaire, c'est-à-dire résidant constamment à Paris.	Hommes....................	0. — Travaille seul.
	Femmes....................	'
	Garçons..... de 0 à 12 ans.	'
	de 12 à 16 dº..	'
	Filles..... de 0 à 12 dº..	'
	de 12 à 16 dº..	'
Population ouvrière — mobile, c'est-à-dire résidant momentanément à Paris.	Hommes....................	'
	Femmes....................	'
	Garçons..... de 0 à 12 ans.	'
	de 12 à 16 dº..	'
	Filles..... de 0 à 12 dº..	'
	de 12 à 16 dº..	'
Nombre	des apprentis compris déjà dans les chiffres précédents...................	0
	des ouvriers non conservés par le fabricant durant les mois de mars, avril, mai et juin 1848...................	0
Salaire journalier des ouvriers.	Hommes....................	5 fr., appréciation de son travail.
	Femmes....................	'
	Enfants... de 0 à 12 ans.	'
	de 12 à 16 dº..	'
Durée de la morte-saison..............		3 mois. juin, juillet et août.
Nombre des ouvriers secourus par les bureaux de bienfaisance ou les fondations charitables........................		0
Nombre des machines ou métiers en activité en temps ordinaire dans l'atelier ou au dehors.		'
Débouchés des produits................		Paris ; clientèle bourgeoise.
Habitudes et conditions générales de l'existence des ouvriers....................		'

Lorsque les bulletins individuels ci-dessus sont rentrés dans les bureaux de la Chambre de Commerce, ils sont vérifiés, classés par catégories d'industries, et reportés sur des tableaux d'ensemble. Quand le recensement d'un quartier ou bataillon est entièrement terminé, les chiffres sont additionnés. Tout ce qui est personnel, — nom et adresse, — disparaît alors; les individualités s'effacent et deviennent des nombres, les renseignements que l'on pourrait craindre de voir publiés se trouvent compris dans des additions générales.

La Chambre de commerce considère les bulletins comme confidentiels, et elle ne livrera à la publicité que des résumés analogues à celui que nous offrons ci-après :

5ᵉ ARRONDISSEMENT.

Quartier Montorgueil.

3ᵉ BATAILLON.

FLEURS ARTIFICIELLES.

Fabrication et *montage* de fleurs et feuilles artificielles ordinaires, demi-fines et fines ; de boutons, roses, géraniums, bruyères, fleurs panachées ou pour confiseurs, etc. (spécialités) ; de pistils, étamines, corolles, mousses, fils gommés, etc., connus sous le nom d'*apprêts*, (spécialités).

Assemblage de fleurs pour bouquets et parures de bal ou de mariage.

Coloration, gaufrage et *apprêt* de papiers, tissus, etc., pour fleurs.

NOMBRE DES FABRICANTS.

11 chefs de grands établissements ;
64 id. d'ateliers ou de boutiques ;
7 fabricants en chambre.

TOTAL : 82

VALEUR DE LA PRODUCTION ANNUELLE.

1,150,000 francs.

DÉBOUCHÉS.

2/5 pour Paris, — consommation parisienne ;
1/5 » les départements................) Expéditions directes ou par l'intermé-
2/5 » l'étranger (Angleterre, Etats-Unis, } diaire de commissionnaires et de
    Allemagne, Italie, etc.)..........) marchands.

MORTE-SAISON.

4 mois 1/2 : moitié de novembre, décembre, janvier, juin et juillet.

POPULATION OUVRIÈRE SÉDENTAIRE OCCUPÉE EN TEMPS ORDINAIRE.

47 hommes à l'atelier............   plus 20 entrepreneurs à façon.
533 femmes, à l'atelier et au dehors,   id. 18 entrepreneuses id.
1 garçon de 0 à 12 ans, à l'atelier.   id. »
1 id. de 12 à 16 id.,   id.   id. »
7 filles de 0 à 12 id.,   id.   id. »
60 id.   de 12 à 16 id.,   id.   id. »

649 ouvriers..................   plus 38 entrepreneurs.

NOMBRE DES OUVRIERS NON CONSERVÉS PAR LES FABRICANTS EN MARS, AVRIL ET MAI 1848.

224 ouvriers...................   plus 18 entrepreneuses.

APPRENTIES DÉJA COMPRISES DANS LES CHIFFRES PRÉCÉDENTS.

3 sans contrat ni conditions ;
3 durée de l'apprentissage, 2 ans ; conditions, ni nourries ni logées ;
3   id.   2 id. ; id. nourries et logées ;
20   id.   3 id. ; id.   id.
40   id.   4 id. ; id.   id.
___
60

SALAIRE JOURNALIER DES OUVRIERS.

Hommes.........   3 fr. » c. (de 2 fr. » c. à 3 fr. 75 c.) en général à la journée.
Femmes.........   1 80 (de 1 » à 2 75) id. à la tâche.
Filles de 12 à 16 ans, » 75 à la journée.

OBSERVATIONS SUR LA CONDITION DES OUVRIERS.

Les hommes, qui sont, pour la plupart, découpeurs, sont peu aisés, mais laborieux et économes; la plupart sont chez eux et savent lire et écrire.

Presque toutes les ouvrières fleuristes logent dans leurs meubles ou chez leurs parents; les 4/5 savent lire et écrire. — Quant à leurs conditions d'existence, elles sont diversement appréciées par les patrons. En général, ces femmes sont peu aisées, bien qu'économes et assidues au travail : environ 15 sur 100 se trouvent dans une bonne position; quelques-unes (5 sur 100) sont malheureuses. La conduite de toutes paraît être assez régulière.

Les apprenties, ordinairement nourries et logées chez les patrons, n'ont pas lieu de se plaindre de leur condition. Plusieurs (le tiers pour le quartier Montorgueil), cependant, sont forcées de travailler 16 heures par jour, et souvent même durant la plus grande partie de la nuit.

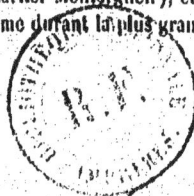

————

Paris, le 1ᵉʳ octobre 1848.

Les secrétaires-adjoints de la Commission de statistique de la Chambre de commerce, chargés de la direction de l'Enquête,

LÉON SAY.   NATALIS RONDOT.

VU ET APPROUVÉ :

Le Secrétaire,   Le Président de la Chambre,

HORACE SAY.   LEGENTIL.